Agua de Mar

NUESTRO ALIADO

en la salud

Douglas Morales

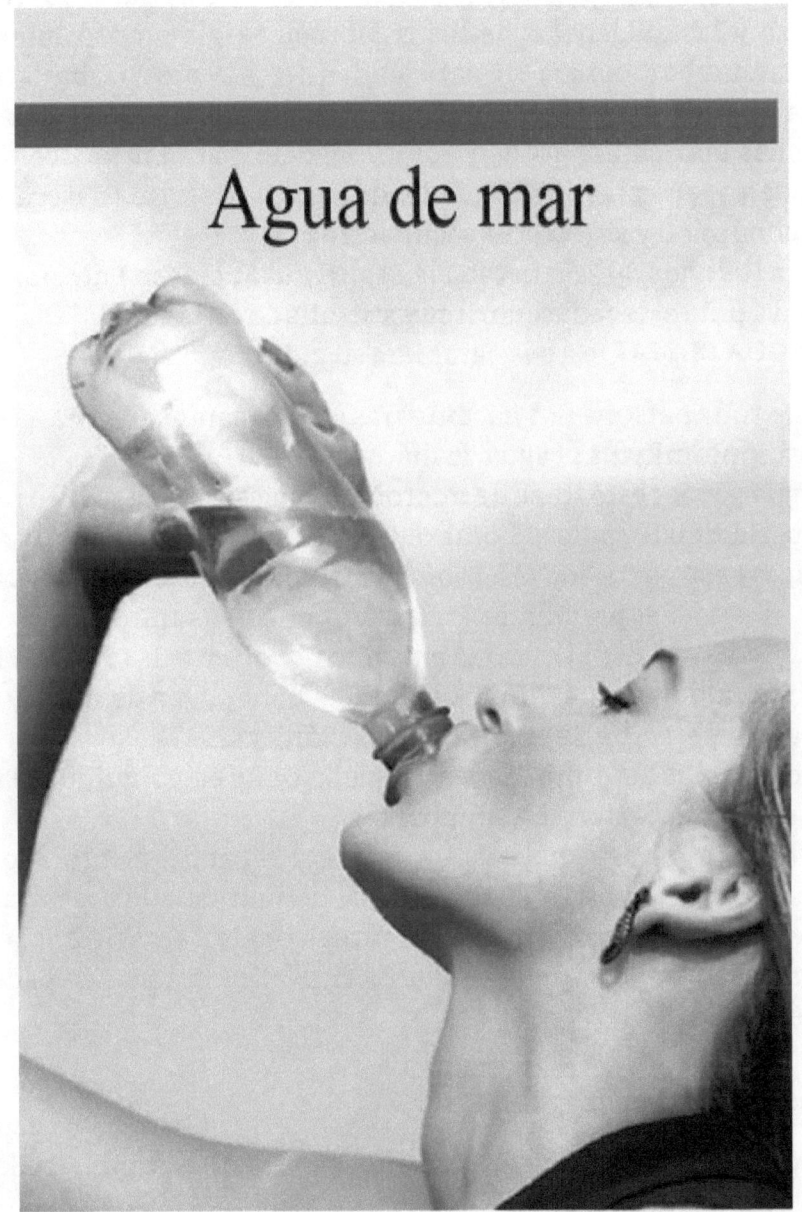

Agua de mar

Agua de mar:
Nuestro aliado en la salud

Lo que estamos a punto de revelar no es nuevo en la ciencia médica, pero había quedado en el olvido por muchas décadas; cuando la Industria Farmacéutica, (medicina química) tomó fuerza y las exigencias de los gobiernos exigía procedimientos que atentaban contra su naturalidad lo que provocaba la perdida de sus propiedades curativas. ya es sabido de todos, la salud muchas compañías lo ven como negocio para enriquecerse, y tienden a cerrar las posibilidades de tratarse de forma natural que es económico y sin efectos secundarios
Hasta los años 80 la recetaba la Seguridad Social en Francia. Esta usted a punto de redescubrir nuestro aliado en la salud:
EL AGUA DE MAR, esto le cambiara su vida.

Como toda persona nos hacemos las interrogantes al tema
¿Está contaminada el agua de mar?
El agua de mar está llena de microbios y bacterias, pero sólo mata los perjudiciales para el hombre y animales.
Y viceversa, todos los microbios y bacterias que tiene el agua de mar, ninguno es perjudicial para el hombre o los animales.
Si usted va a bañar al mar, ¿se enfermó por el acto de mojarse? No.
Científicamente está comprobado que beber agua de mar ayuda en la recuperación de enfermedades crónicas.
Descubramos las propiedades y beneficios de este líquido del que nuestro planeta tiene en abundancia.
Un equipo de especialistas le ayudará en todo el proceso de tratamientos, nuestro aliado el agua de mar dará los resultados esperados y nuestro equipo de profesionales en asistencia informativa y aplicación le ayudará a tratar un centenar de padecimientos.

Beneficios de beber agua de mar

Antes de empezar a beberla en gran cantidad, es imprescindible conocer el enfoque del Dr. Hamer sobre la enfermedad y la auto curación natural. y mucho más en casos de enfermedad física o mental grave.

El agua de mar es una medicina de origen natural, muy potente y provocará el inicio del proceso de recuperación corporal, que puede provocar síntomas, que superen la capacidad del organismo. En este caso es preciso atenuar la intensidad de la recuperación a expensas de hacerla más larga.

El Sr. Quintón salvó miles de vidas en Francia a primeros del siglo XX inyectando agua de mar (isotónica) a niños moribundos.

Y hasta los años 80 la recetaba la Seguridad Social en Francia (bebida, inyectada,) usted puede con consultar (el Diccionario Vidal -edición de 1975- , en el catálogo de medicamentos de Francia). En la UE sólo está reconocida como 'Bebible' (se inyecta sólo subcutáneamente para tratar hernias discales).

El nacimiento del Plasma de Quinton y origen de la terapia marina

En sus orígenes, el agua de mar tenía una menor concentración de sales minerales que hoy en día, razón por la cual, es necesario reducir su concentración con agua de manantial de mineralización muy débil. René Quinton seleccionó lugares concretos en los que las corrientes marinas, la temperatura y la salinidad permitían el desarrollo de grandes cantidades de fitoplancton y zooplancton, produciendo un sin número de moléculas orgánicas. Estos Blooms fitoplanctónicos eran clave para la calidad del agua marina.

Aplicándole un cuidadoso protocolo para alcanzar la osmolaridad plasmática isotónica, sin alterar los elementos constituyentes, le daba a René un producto de alta calidad.

El uso de la terapia con agua de mar

Junto con otros profesores, profesionales de la salud y jóvenes médicos esperanzados comenzaron su terapéutica en los hospitales parisinos, donde trataron múltiples casos en los que las personas se encontraban desesperadas e impotentes.

Se relatan casos como el de un paciente con tifus en un estado de coma terminal cuyo único destino era la expiación, el tratamiento de pacientes cirrótico, intoxicaciones y muchos otros.

El tratamiento que se realizaba era la inyección de agua de mar isotónico, acuñándose en aquella época como Plasma de Quinton, este plasma hizo lo que se pensaba imposible, en muchos casos darle vida al moribundo y esperanza a los médicos.

Por suerte, los primeros resultados no se hicieron esperar, tras las primeras inyecciones recobraban el apetito con ganancia ponderal. Eran más que evidentes la respuesta de los infantes y esto empujó a René Quinton a abrir los dispensarios marinos.

El primero se abrió en París en 1907, cerca de la estación de trenes de Montparnasse, donde se realizaron una media de 10.000 inyecciones al mes. Posteriormente crearon otros dispensarios en todos los barrios de París, en otras regiones de Francia y en otros países (Gran Bretaña, Bélgica, Egipto, Estados Unidos, etc.).

En 1921 se publicó "Le Dispensaire Marin" bajo la dirección del Doctor Jean Jarricot, una obra sólida sobre el uso del Plasma de Quinton en pediatría.

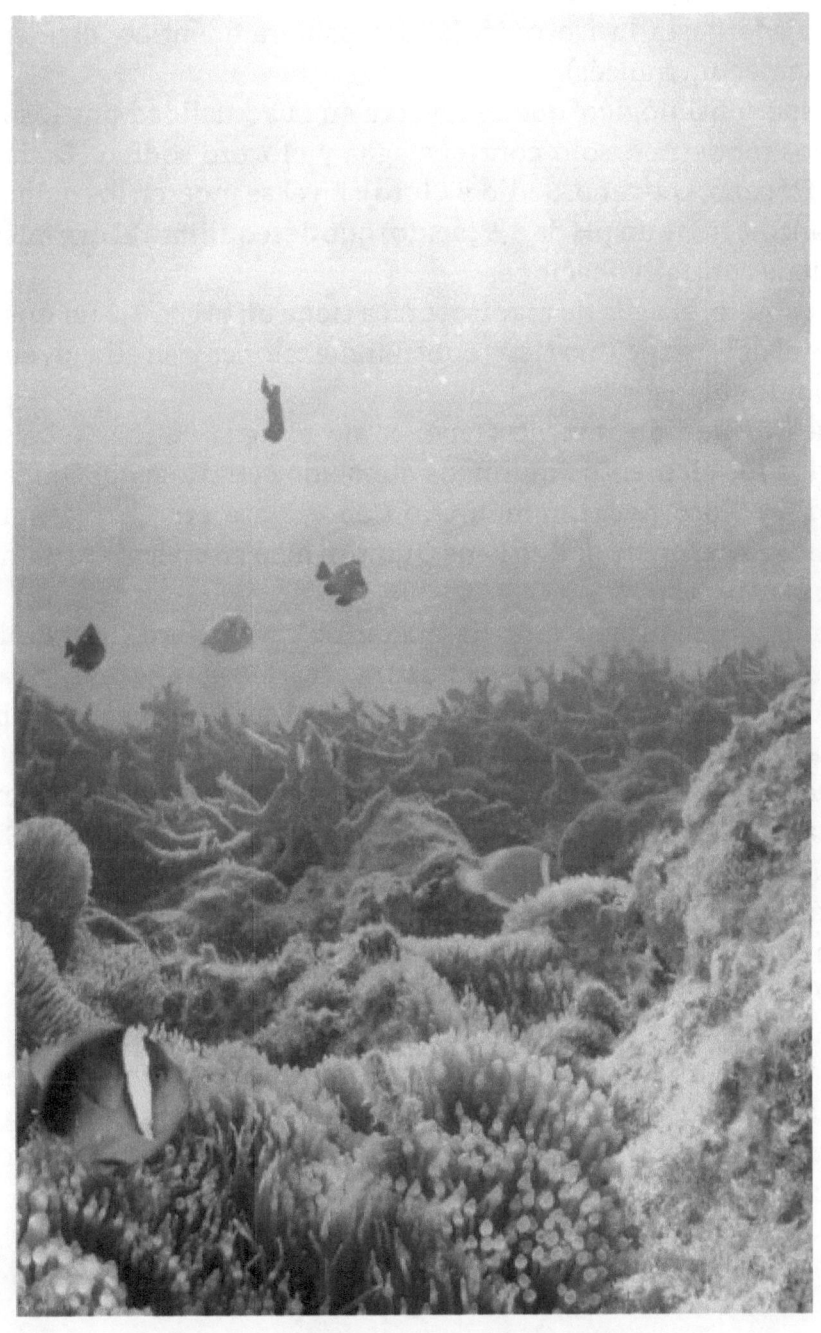

Douglas Morales

Teoría científica del agua de mar.

Las células de nuestro cuerpo están rodeadas de un líquido.
Este líquido de nuestro cuerpo es IDÉNTICO al agua de mar rebajada hasta la isotonicidad (la palabra 'idéntico' está en el Vademécum francés).
El 'suero fisiológico' que se inyecta en la actualidad por los médicos modernos, sólo contiene agua y cloruro sódico (Es decir: Hidrógeno, Oxígeno, Sodio y Cloro). En él se mueren los glóbulos blancos, tiene un pH de 5,5 (ácido) que desequilibra al organismo y tiene contraindicaciones.
En cambio, el agua de mar isotónica tiene un pH de 7,2 (el mismo que el del cuerpo), no tiene contraindicaciones y en ella viven los glóbulos blancos.
Nuestro líquido interno tiene, como el agua de mar rebajada, todos los elementos químicos conocidos (Hidrógeno, Oxígeno, Sodio y Cloro, pero también: Oro, Cobre, Plata, etc.)
En los experimentos que René Quinton hizo con perros se demostró la utilidad:
Con el procedimiento de desangrarlos totalmente -hasta eliminar el reflejo de la pupila- y luego inyectarles agua de mar, los animales no sólo se recuperaban a los pocos días, sino que mostraban una vitalidad extraordinaria.
Nuestros glóbulos blancos sólo pueden vivir en nuestra sangre o en agua de mar isotónica (rebajada con agua de manantial). Si se rebaja con agua destilada o cualquiera otra agua, se mueren.
El agua de mar está llena de microbios y bacterias, pero sólo mata los perjudiciales para el hombre y animales.
Y viceversa, todos los microbios y bacterias que tiene el agua de mar, ninguno es perjudicial para el hombre o los animales.
El agua de mar se recoge a 10 m. de profundidad (zona de penetración solar) en unas condiciones que aseguran una total garantía de pureza. Inyecciones indoloras con una absorción muy rápida.
¿Para qué afecciones sirve?

Para muy variadas.

Para transfusiones es mejor que la sangre, pues no hay incompatibilidad de grupo sanguíneo y está disponible en cantidades oceánicas.

Aparte de las que menciona, la experiencia muestra que hay mucho más

Aplicación del agua de mar.

Puede beberse, inyectarse (intravenosa o subcutáneamente), vía anal, instilaciones nasales, colirio o cualquier otro uso. (Para inyección intravenosa es conveniente filtrarla). También puede pulverizársela en el rostro y brazos en el verano. (Por vía Jeringa con cánula para enema anal se puede usar una 'jeringa alimentaria' con la cánula de una 'pera' acoplada o simplemente una pera de enemas).

Para inyección subcutánea, use agujas subcutáneas, de color naranja (son más finas que las agujas normales que vienen con la jeringa).

El plasma de Quinton® existe en dos concentraciones:

1º Isotónico: Quinton® Isotonic (Plasma de Quinton® *)

2º Hipertónico: Quinton® Hypertonic (Duplase de Quinton® *).

Composición.

Dilución isotónica apirógena de agua de mar natural (pH 7,2), preparada en un medio estéril, por procedimientos especiales sin aumento de temperatura, sin contacto metálico ni procesos eléctricos, de cara a conservar en el agua de mar su equilibrio molecular y su carácter de "medio viviente".

Contiene 92 elementos químicos conocidos y todos los oligoelementos.

Propiedades del agua de mar.

René Quinton demostró, en 1904, que el Quinton® Isotonic es idéntico física, química y fisiológicamente a nuestro medio interno, el que permite la vida en las mejores condiciones a células aisladas (en particular, hematíes y leucocitos) y fragmentos de tejido.

Es posible reemplazar la masa sanguínea de un animal por el Quinton® Isotonic sin problemas para el organismo.

Modo de acción
1º Regeneración orgánica (reemplazo gradual del medio interior existente, empobrecido o contaminado).
2º Reequilibrio (aporte mineral, en forma asimilable, por transmineralización).
3º Recarga de oligoelementos, en su forma natural; de esta forma, se ejercen acciones de refuerzo múltiple los unos con los otros (oligo-sinergia).
4º Acción infinitesimal, homeopática, de algunos de sus elementos.

Indicaciones
1º Bebés:
Gastroenteritis, Toxicosis, Atrepsia, Anorexia, Eczema, Tratamiento
prenatal, Prematuros.
2º Adultos:
Anemia, Astenia, Estrés, problemas del envejecimiento, Vómitos del embarazo, Gastroenteritis, Estreñimiento, Disentería, enfermedades por Colibacillus, Tuberculosis pulmonar y externa, Esclerosis de placas.
3º Ginecología:
infecciones y congestiones útero-vaginales.
4º Oftalmología-Otorrinolaringología:
Corizas- Rinitis, Sinusitis.
5º Dermatología:
Eczema, Urticaria, Psoriasis, Prurito. Hongos, Dermatitis infectadas.
Alergias.
6º Reconstitución de la masa sanguínea. Quemaduras.
7º Reanimación. Alimentación artificial.

8º Modificación favorable del terreno.

CONTRAINDICACIONES:
NINGUNA.
Las primeras inyecciones pueden provocar una ligera reacción con excitación o fiebre, sin ninguna gravedad.
Posología
El Quinton® Isotonic se utiliza:
1. En inyecciones subcutáneas o intravenosas.
2. Bebido.
3. Externamente (pulverización, compresa o baños locales).

Reglas de los tratamientos

Dosis muy variables en función de la enfermedad que se trate, pero es indispensable alcanzar dosis elevadas para obtener los resultados "clásicos" del Quinton® Isotonic.- Empezar -
salvo toxicosis y diarreas severas - por pequeñas dosis (2 inyecciones de 10 ml, 2 de 20
ml), aumentar progresivamente (30, 50, 80, 100 ml) y realizar una decena de inyecciones con la dosis mayor que sea compatible con un buen funcionamiento intestinal.
Dosis muy elevadas para un sujeto en particular pueden producirle tendencia al estreñimiento.
Bebés y niños: inyecciones subcutáneas bajo el omoplato.
Adultos: inyecciones subcutáneas en la nalga (tratamiento ambulatorio) - o inyecciones intravenosas.

Douglas Morales

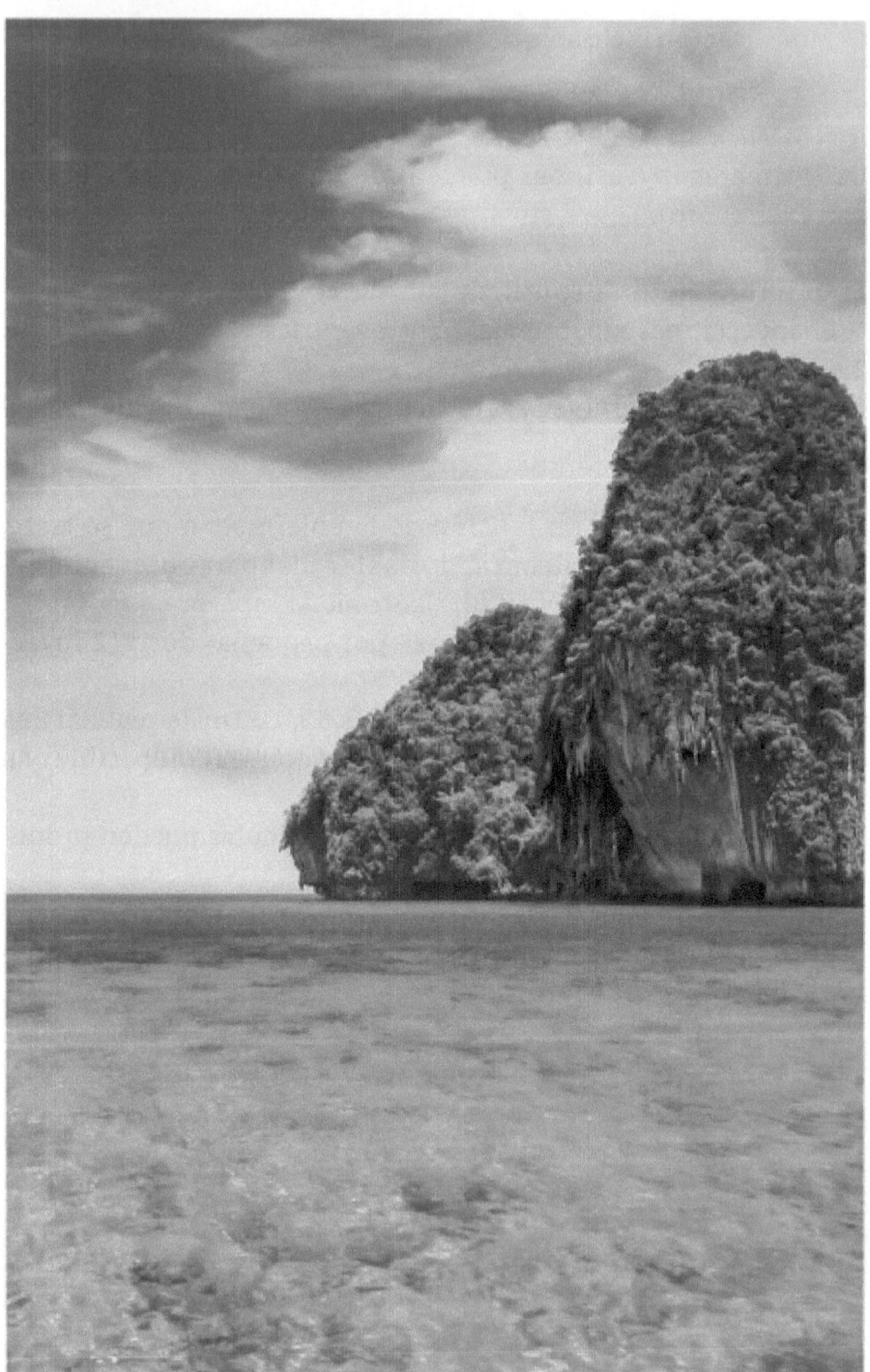

1ª Via Parental

Toxicosis aguda: 200 ml por la mañana y tarde durante una semana. Después 200 ml al día la semana siguiente.

La alimentación se podrá retomar progresivamente una hora después de la primera inyección. (En caso de vómito, reemplazar la leche por Quinton® Isotonic, diluido a 1/3 en agua mineral pura, hasta que digiera la leche). Diarrea. Atrepsia: 6 inyecciones de 10 ml, un día de cada dos. Continuar con 6 inyecciones de 30 ml, y después de 50 ml, como máximo.

Tratamiento de 15 días a varios meses.

Retomar la alimentación desde el inicio del tratamiento en comidas pequeñas y numerosas.

Tratamiento prenatal:

1º De la madre: vómitos del embarazo.

2º Del niño: Desaparición de taras fisiológicas. Empezar desde el inicio de la gestación y continuar el mayor tiempo posible 3 a 4 inyecciones de 20 ml por semana. Aumentar la dosis cada 10 días hasta 200 ml como máximo y luego pasar a Quinton® Hypertonic.

Enteritis y estreñimiento del adulto: Volver progresivamente a una alimentación normal. 4 inyecciones de 30 ml cada 3 días, después 10 inyecciones de 50 a 200 ml como máximo.

Dermatologia. Eczema, Urticaria, Alergia: Preferentemente, en pequeñas dosis siguiendo la reacción del enfermo.

Adultos: 6 inyecciones de 20 a 50 ml, cada tres días, después continuar cada dos días.

Bebés: 6 inyecciones de 5 a 30 ml cada tres días, después cada dos días.

Pulverizaciones locales.

Psoriasis: Empezar con dosis bajas y aumentar rápidamente hasta 100, 200 ml o más, después continuar con Quinton® Hypertonic. Pulverizaciones y baños locales para acelerar el blanqueamiento.

Tuberculosis externa: 3 inyecciones de 30 ml cada tres días. Continuar con 4 inyecciones de 50 ml, y despues 10 de 100 ml

Compresas locales con Quinton® Isotonic.

Disolvente de los antibióticos: Inyecciones indoloras. Su ligera alcalinidad la hace especialmente aconsejable para la Estreptomicina.

2ª Vía Oral.

Bebés: Problemas digestivos, Atrepsia: 1 ampolla de 10 ml, 1/4 h. antes de los biberones 3 veces al día.

Vómitos: Alternar un biberón de leche y un biberon de Quinton® Isotonic diluido a 1/3 en agua mineral pura, hasta que digiera la leche.

Anorexia: 1 ampolla de 5 o 10 ml, 1/4 h. antes de los biberones 3 o 4 veces al día.

Adultos: Problemas digestivos. Anorexia. Modificación favorable del terreno. Consolidación del tratamiento de inyecciones. Dosis medias: 1 ampolla de 20 ml, 1/4 h. antes de cada comida.

El producto debe mantenerse en la boca algunos segundos antes de ser tragado.

3º Uso Externo.

Eczema: Pulverizaciones locales.

Psoriasis: Pulverizaciones y baños locales prolongados para acelerar el blanqueamiento.

Tuberculosis externa. Compresas locales.

Quemaduras, Golpes de calor: Compresas o pulverizaciones renovadas tan frecuentemente como sea posible.

Otorrinolaringología: Rinitis, sinusitis: 1 ampolla de 5 ml en cada orificio nasal 3 o 4 veces al día.

Pulverizadoras medicamentosas: Quinton® Isotonic, puis Quinton® Hypertonic. Pulverizadoras climáticas: Quinton® Hypertonic.

Presentación.

Ampollas bebibles, inyectables, utilizables para uso externo.

Ampollas 5 ml Caja de 6: 1,65; Ampollas 10 ml Caja de 6: 2,50; Ampollas 20 ml Caja de 6:

3,60; Ampollas 30 ml Caja de 3 - 2,70; Ampollas 50 ml Caja de 1- 3,25; Ampollas 100 ml Caja de 1: 3,85. Para instilaciones nasales, rebajar hasta el 40%.

Para limpieza intestinal o de colon usarla isotónica.

Investigadores del siglo pasado y actual demostraron la conveniencia, para los náufragos, de beber agua de mar en pequeños sorbos, para sobrevivir más tiempo en el mar.

¿Cuánta tomar?.

Depende de cada persona y circunstancia (desde verano haciendo mucho ejercicio -sudando mucho-, hasta invierno haciendo vida sedentaria).

Bebida

Desde un par de cucharadas soperas después de comer para las gastritis, dos o tres vasitos al día como nutrición, ...

Si la mantiene en la boca y la diluye con la saliva antes de tragarla, mejor. Es diurética. No se vaya de viaje en autobús o a un concierto después de tomarla. Al ser un alimento, quita el apetito (no la tome antes de las comidas).

Truco de aplicación: Si se inyecta hipertónica arde bastante durante un rato.

Puede inyectarse primero unos pocos centímetros cúbicos de isotónica y luego una mayor cantidad de hipertónica sin que arda tanto.

En casos graves o emergencias (hemorragias) pueden inyectarse litros de agua de mar isotónica (pues es idéntica al medio interno).

Vía anal (para su absorción, no como limpieza de Colon)

Si se introduce más de una pequeña cantidad de agua de mar sin rebajar, el cuerpo la expulsa al rato inaguantablemente.

Ventajas de la vía anal:

Es tan efectiva como inyectada, pues no tiene que pasar por el tubo digestivo. Fácil y rápida de aplicar. Permite aplicar Pulverizador con agua de mar cantidades importantes de agua de mar isotónica.

Pulverizada

Compre un pequeño pulverizador y úselo donde quiera.

Pulverizada en una habitación: Se absorberá por la nariz.

Puede usarlo sobre la piel para refrescarse, para sazonar ensaladas.

¿De dónde tomarla?.
Se puede tomar de cualquier sitio que se vea limpia y no huela mal. Los científicos afirman que es imposible realizar cultivos de cualquier tipo de microbio patógeno en agua de mar. La mata en pocas horas. En época de baños, al recogerla, hay que evitar las cremas bronceadoras que flotan en la superficie del agua. Para ello, sumerja un recipiente cerrado y, debajo del agua, ábralo y deje que se llene. Si puede apropiarse de cantidad suficiente antes de la época de baños, pues se ahorra este cuidado.

También conviene evitar tomarla cuando acaba de llover y mucha agua de lluvia ha llegado al mar, o cerca de la desembocadura de los ríos.

Sino confia en su habilidad de recoger el agua de mar, tambien los laboratios han hecho el tratamiento adecuado para descontaminar y preservar y en presentaciones ya solo de usar.
Conservación
Si cuando se recogió tenía mucho material orgánico y no se filtró, se estropeará y olerá mal y tendrá mal sabor. Evidentemente no hay que usarla en esas condiciones.
Sino, se conserva indefinidamente.

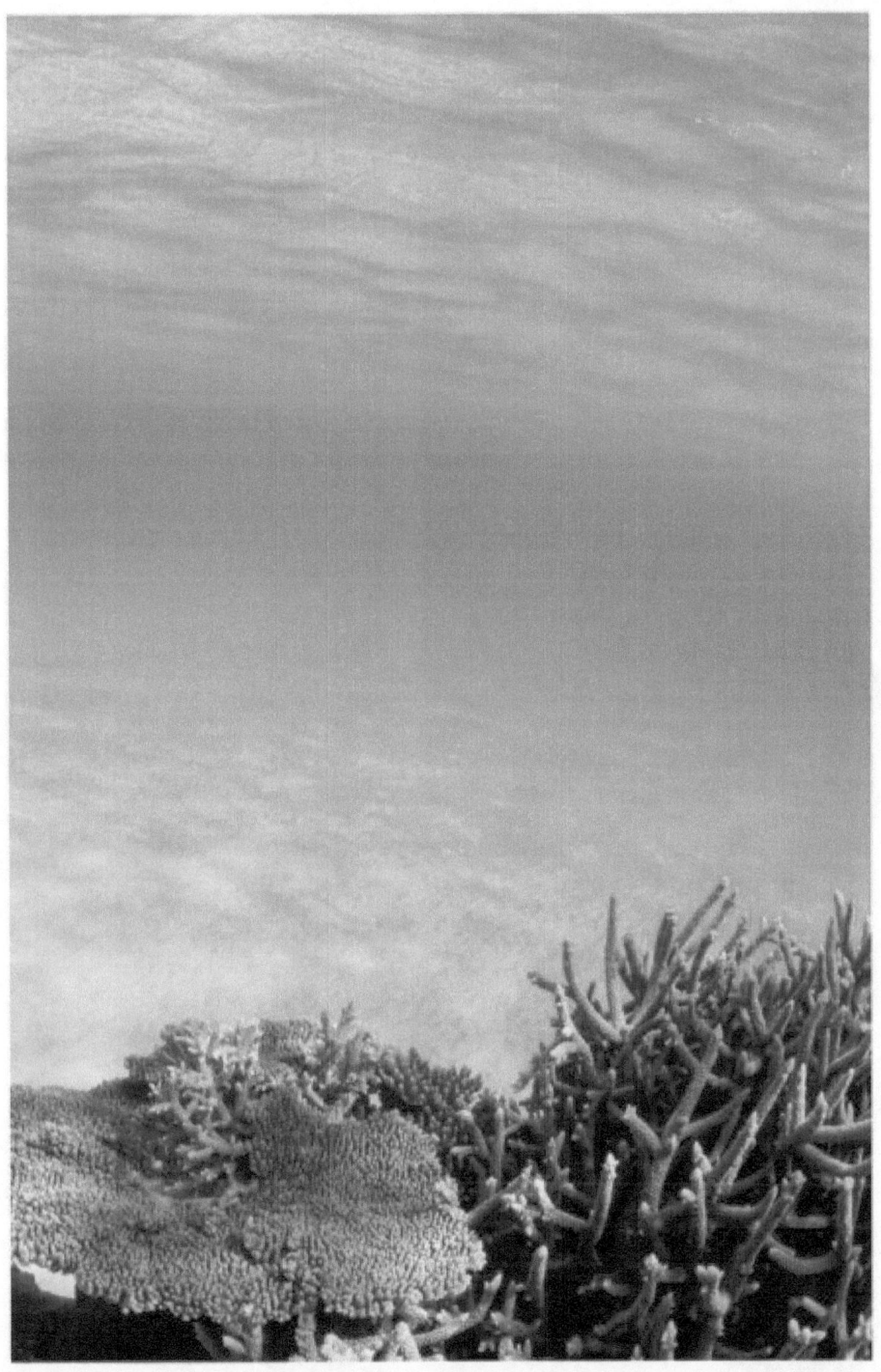

Preguntas frecuentes.

¿Y será bueno para el riñón, para la presión tanta sal?
La experiencia demuestra que sí: es diurética y rebaja la presión.
(Cualquier libro de medicina le explica que sin Sodio no puede funcionar el riñón).
En ciertas enfermedades graves o hemorragias, la administración intravenosa de litros de agua de mar isotónica, no sólo no les daña el riñón, sino que les cura o salva la vida.
Pero el médico me ha recomendado no tomar tanta sal
Generalmente no conocen la diferencia entre la sal refinada -pura química- y la sal marina -de toda la vida-: busque un médico que la conozca.
Pero el agua del mar está contaminada
El mar tiene una inmensa capacidad de auto descontaminación (no es excusa para seguir vertiendo tóxicos). Pudo comprobarse en la rotura de la alcantarilla principal en Miami. A los 15 días el agua estaba limpia. Esto está explicado en el libro de Ángel Gracia.
Si quiere una total garantía, cómprela en la farmacia (100 euros el litro).
Si acepta menos, cómprela en la tienda (1 euro el litro)
Si acepta menos, agárrela usted misma de la playa.
¿Qué me pasará si bebo demasiada (medio litro de golpe)?
Tendrá heces líquidas. Deje de tomar y en un día o dos se normalizarán. No conviene hacerlo pues se irrita inútilmente el tubo digestivo.
Si usa agua isotónica no tiene ningún efecto perjudicial:
estará ud. haciendo una limpieza de intestinos.
¿Qué me pasará si me inyecto demasiada?
Si usa agua isotónica puede inyectarse litros sin efectos perjudiciales.
Si usa agua hipertónica, cuanta más se inyecte, más sed tendrá y más tiempo quedará 'postrado/relajado/durmiendo'. (Un perro al que se le inyecte 200cc beberá mucha agua y quedará postrado un

día o dos. Luego estará rejuvenecido). Puede leer los experimentos que hizo Quinton con perros en el libro 'El plasma de Quinton'. ¿Por qué desapareció del Vademécum francés?

Porque dictaron una ley exigiendo que toda medicina estuviera esterilizada. Si se calienta por encima de 40º, el agua de mar pierde gran parte de sus propiedades.

Uso culinario.

Mezclada con zumos de cítricos (limón, naranja, pomelo) pasa desapercibida porque el ácido enmascara lo amargo del agua de mar.

Si la toma con zumo de fruta y prepara, por ejemplo, un litro de limonada (agua más zumo de limón), no ponga más de un cuarto de litro de agua de mar. Si pone más, le dará sed.

Puede usarla para el gazpacho, pero recuerde no poner más de la cuarta parte, sino, le dará sed.

Si se toma una parte de agua de mar con tres partes más de agua del grifo, sabe a caldo.

Pierde sus cualidades al calentarla por encima de la temperatura corporal, pero aun así, vale la pena usarla para cocinar.

Al cocinar con ella tenga en cuenta la cantidad de agua del resto de ingredientes (y no eche sal, claro):

Si va a hacer arroz con ella, debe poner una parte de agua de mar y tres de agua normal (porque el arroz no aporta nada de agua). En cambio, si va a hacer un guiso con patatas y calabacín, puede poner sólo agua de mar, pues las patatas y el calabacín aportan la parte de agua sin sal.

No queda salado y ya verá lo bueno que está. Para ello, una vez ha sofreído todos los ingredientes (patata, carne, ajos, cebolla, etc.) añada el agua de mar de forma que cubra todo. Minutos antes de apagar el fuego, añada el calabacín y otras verduras tiernas.

También se puede usar para lavar la verdura de ensaladas, para aliñarlas, para desamargar las aceitunas recién recogidas, para poner en remojo los garbanzos antes de cocerlos, ...

Casos prácticos atentidos con agua de mar

Douglas Morales

Paciente: Niña pequeña
Afecciones: Desahuciada.
Posología: La encontró siendo velada y esperando su muerte en cualquier momento. Le aplicó agua de mar con un algodón en los labios (no bebía nada). Lo chupó con fruición creciente. Posteriormente le dio agua de mar con cucharilla. Se salvó y sigue bien.

Paciente: MD / Edad: 57
Afecciones: 'excelente' para el estreñimiento. Gastritis.
Posología: medio litro al día.

Paciente: RA
Afecciones: Desde hace 22 tiene diabetes. Actualmente no toma nada para la diabetes, está controlada. Tampoco se le sube la presión (no toma ningún medicamento).
Posología: Toma 180 cc desde hace años (3 tazas).
¿A quién se lo ha dicho?: Reparte en el vecindario para cocinar y disuelto al 25% entre 2 y 3 bidones que agarra del consultorio.

Paciente: MG / Edad: 61
Afecciones: Infección renal que trató sólo con agua de mar al 50%. Tiene asma nerviosa, disparado por polvo o 'gotitas de lluvia', que ha mejorado pues antes debía acudir al hospital para tratarse con oxígeno.
Bajó 50 libras de peso. Si se siente llena, un vaso de agua de mar es el mejor digestivo.

Paciente: PA / Edad: 48
Afecciones: Estaba desesperada con su insomnio. Hacía años que probó todas las medicinas alopáticas, diferentes hierbas de curanderos y remedios caseros (p.ej: comer lechuga) sin resultado. En tres meses tomando agua de mar resuelto. También se le solventó la gastritis.
Posología: Inicialmente tomó todo lo que podía (con jugos, cocinando,): un litro diario.

Paciente: CA / Edad: 72
Afecciones: Calambres, gastritis, problemas renales y de próstata.

Desde el primer día empezó a orinar bien. A los 15 le desaparecieron los calambres. Al mes tenía la piel lisa sin arrugas ni sequedades. Hace un año que la toma regularmente. Orina en abundancia y orín claro.
Posología: 0,5 litros diarios fuera de las comidas. A veces le cocinan con agua de mar.

Paciente: VR / Edad: 67
Afecciones: Dolor en rabadilla y rodillas, cansancio con poco esfuerzo. Diagnosticado de irritación en los riñones (le gustaba comer salado). Todo resuelto con el agua de mar.
La toma desde hace 2 años y se siente 'excelente', 'capaz de hacer los 100m planos'.Se considera 'adicto', aunque no tenga ningún problema si deja de tomarla.
Posología: Todo lo cocina con agua de mar.La bebe al 25 - 30%
Efectos secundarios: Al principio, heces ligeras.

Paciente: BO / Edad: 50
Afecciones: Hace dos meses tenía hemiplejía, presión alta, estreñimiento. Ahora está normal, camina, puede agarrar con la mano. Tomó agua de mar junto con terapia neural.
Posología: La toma en 4 veces. A los pocos días notó la

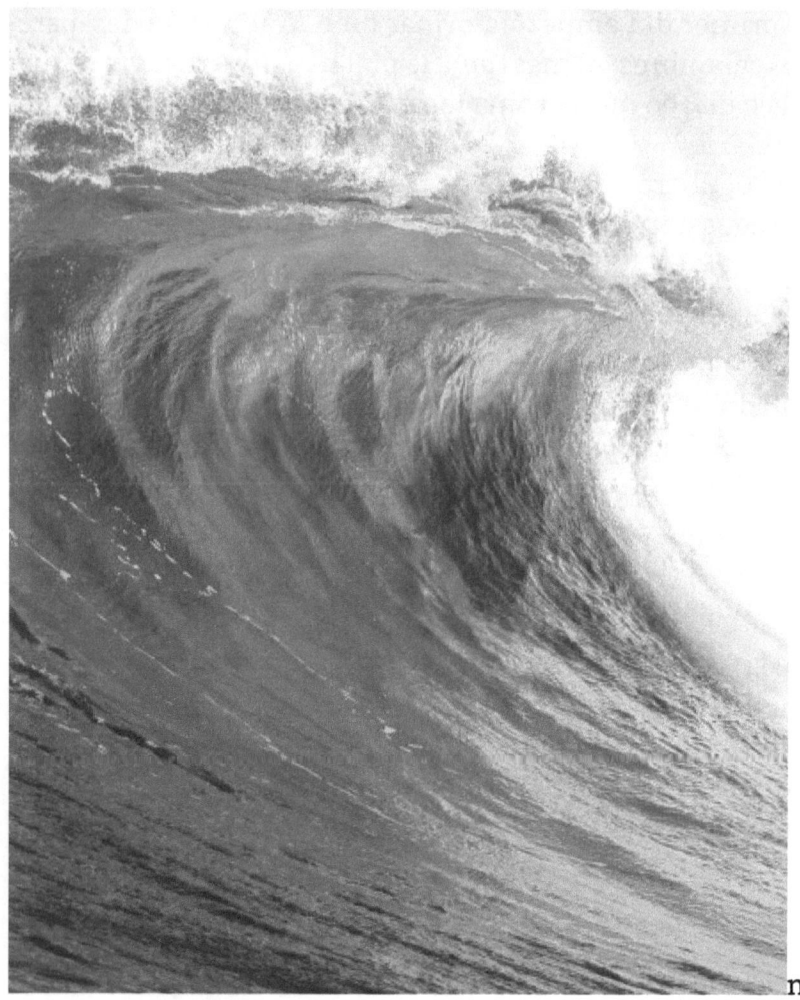

mejoría.

Paciente: Esposo de A / Edad: 49
Afecciones: Familia vegetariana. Siempre han usado sal marina.
Usan mucho dulce (rapadura) y algo de azúcar sulfitada. Paciente
alcohólico desde antes de casarse (30 años). No lo ha dejado totalmente. Anteriormente al tratamiento pasaba semanas enteras
(todos los días) embriagado. Ahora sólo se embriaga un día cada
tres meses. Su estado de salud es: más animado, más ágil y le desapareció una cistitis. A los tres meses de tomar el agua de mar le
empezó a crecer el pelo (lo tenía ralo).
Posología: En frescos (en 3 litros de fresco media tacita de agua

de mar), en la comida (arroz, frijoles), en la ensalada en vez de la sal. El paciente no nota el cambio de sabor. El paciente no es consciente del tratamiento. No se ha cambiado ninguna otra circunstancia (dieta, relaciones familiares,). El paciente recibe el tratamiento durante tres meses, luego dos de parada, luego tres más con tratamiento, etc.

Paciente: LAO / Edad: 35
Afecciones: Migraña, rinitis crónica de 4 años de evolución, resuelta en 3 meses. Los episodios de migraña se le espaciaron, no le duran y son menos intensas.
Posología: 1 litro diario, por vasos tomados fuera de las comidas.

Paciente: Hermano de SV / Edad: 50
Afecciones: Cirrosis hepática (bebedor) con gran barriga como embarazado de 9 meses. Amarillo totalmente, ojos incluido. Tratamiento: ir tomando vasitos de agua de mar pura que iba sacando, así como la tomaba. De inmediato se le salió la sonda de drenaje que llevaba puesta. Los primeros días bebía el agua y la tiraba. A los dos días le empezó a bajar la barriga.

Bibliografía.

El Plasma de Quinton
Casos significativos en el estudio Nicaragua 2/2009
Casos de éxito de D.N. Douglas Morales

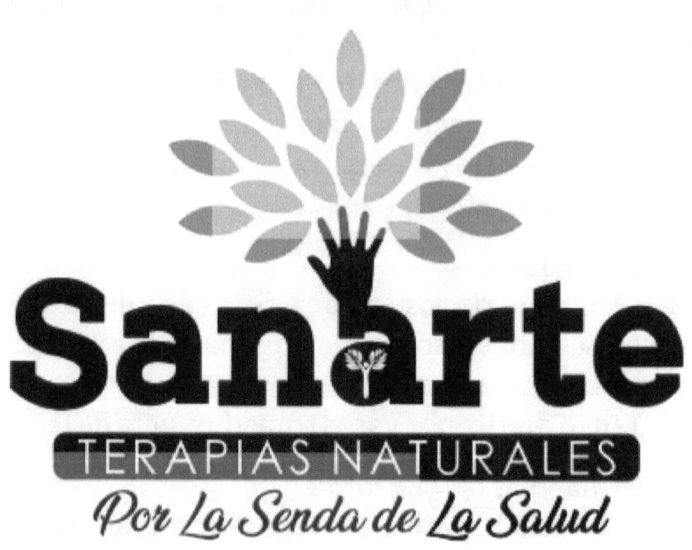